TOM VELENCIA

Auto-guide de la santé et de la forme

J'espère que vous aimerez mon livre. J'apprécierais beaucoup que vous alliez sur Amazon et que vous me donniez une note pour ce livre. Merci beaucoup. Tom

Première édition

Ce livre a été composé professionnellement sur Reedsy.
Pour en savoir plus, consultez le site reedsy.com

Table des matières Page

AUTOGUIDE DE LA SANTÉ ET DE LA FORME PHYSIQUE

Introduction

Comprendre la santé

La santé n'est pas seulement l'absence de maladie, mais un état dynamique de complet bien-être physique, mental et social. Ce guide vise à vous donner les connaissances et les outils nécessaires pour prendre en charge votre parcours de santé.

L'importance d'une approche holistique

Une approche intégrée de la santé prend en compte l'individu dans sa globalité. Vous pouvez créer une routine de santé équilibrée et durable en abordant la forme physique, la nutrition, le bien-être mental et les habitudes de vie.

Chapitre 1 : Les fondements de la santé Que

signifie être en bonne santé ?

Explorer les différentes dimensions de la santé, y compris la santé physique, le bien-être émotionnel, social et spirituel. La connexion corps-esprit

Apprenez comment la santé mentale affecte la santé physique et vice versa. Découvrez des techniques pour favoriser un état d'esprit positif.

Fixer des objectifs de santé réalistes

Fixez des objectifs SMART (spécifiques, mesurables, réalisables, pertinents et limités dans le temps) pour guider votre parcours de santé.

Chapitre 2 : Manger sainement

Comprendre les macronutriments et les micronutriments

Les macronutriments : Glucides, protéines et graisses

Micronutriments : Vitamines et minéraux

Les bases de la planification des repas

Apprenez à planifier vos repas pour la semaine en tenant compte de vos besoins nutritionnels et de vos préférences.

Construire une assiette équilibrée

Découvrez les principes du contrôle des parts et comment créer des repas équilibrés.

Idées d'en-cas sains

Prenez des collations intelligentes avec des options nutritives qui maintiennent vos niveaux d'énergie stables.

Le rôle de l'hydratation

Comprendre l'importance de l'eau et comment s'assurer d'une hydratation adéquate.

Chapitre 3 : Les jus de fruits pour la santé

Les avantages du jus de fruits

Discutez de la manière dont les jus de fruits peuvent améliorer votre apport en nutriments et favoriser votre santé générale.

Ingrédients essentiels pour les jus de fruits : Découvrez les différents fruits et légumes qui se prêtent parfaitement à la préparation de jus.

Recettes de jus bénéfiques pour la santé

Jus vert de désintoxication : Épinards, concombre, pomme, citron, gingembre Jus d'agrumes stimulant les défenses immunitaires : Orange, pamplemousse, citron, curcuma Jus de betterave anti-inflammatoire : Betterave, carotte, pomme, gingembre

Conseils pour commencer à faire des jus de fruits

Des conseils pratiques pour intégrer l'extraction de jus dans votre routine quotidienne.

Chapitre 4 : Le régime anti-inflammatoire

Comprendre l'inflammation et ses effets

Découvrez comment l'inflammation chronique peut entraîner divers problèmes de santé.

Aliments à inclure dans un régime anti-inflammatoire Insistez sur l'importance des aliments complets, des graisses saines et des épices comme le curcuma.

Aliments à éviter

Trouvez les aliments inflammatoires courants tels que les sucres transformés et les acides gras trans.

Plan de repas pour une semaine d'alimentation anti-inflammatoire

Un exemple de plan de repas pour démarrer votre parcours anti-inflammatoire.

Chapitre 5 : Exercices pour tous les niveaux

L'importance d'une activité physique régulière

Discutez des avantages physiques et mentaux de l'activité physique.

Types d'exercices
Cardiovasculaire : Course à pied, cyclisme, natation
Entraînement musculaire : Haltérophilie, exercices au poids du corps
Souplesse et équilibre : Yoga, Pilates
Créer un programme d'entraînement équilibré
Apprenez à combiner différents types d'exercices pour la
Meilleure santé.

Exercices de respiration et de méditation

Des techniques simples pour réduire le stress et améliorer la concentration.

Trouver l'équilibre dans un monde trépidant

Stratégies pour rester en bonne santé tout en menant une vie trépidante.

Chapitre 8 : Prendre des habitudes saines

La science de la formation des habitudes

Apprenez comment se forment les habitudes et comment créer des changements durables.

Conseils pour des changements durables

Des mesures pratiques pour intégrer des habitudes saines dans votre vie.

Surmonter les obstacles et les revers

Stratégies pour relever les défis et rester sur la bonne voie.

Célébrer vos progrès

Reconnaissez et récompensez vos réalisations, même les plus modestes.

Chapitre 9 : La mise en place de l'ensemble

Créer votre plan de santé personnalisé

Un guide étape par étape pour concevoir votre plan de santé en fonction de vos objectifs.

Fixer des objectifs et des étapes
Apprendre à fixer des objectifs à court et à long terme pour une amélioration continue.

L'importance de la communauté et du soutien

Explorez les avantages d'un système de soutien dans votre parcours de santé.

Apprentissage et adaptation continus

Restez informé et soyez prêt à adapter votre plan de santé si nécessaire.

Conclusion

Embrasser votre parcours de santé

Une dernière remarque sur l'importance de l'engagement et de l'amour de soi dans votre parcours de santé.

Rester informé et inspiré

Nous vous encourageons à rechercher des informations et des ressources supplémentaires pour poursuivre votre travail.
Croissance.

Annexes

Ressources pour une lecture plus approfondie
Une liste de livres, de sites web et d'articles sur la santé et le bien-être.

Exemple de liste de courses

Une liste de courses pratique pour vous aider à approvisionner votre cuisine en aliments sains.

Glossaire des exercices

Définitions des termes et concepts standard de l'exercice.

Index des recettes de jus

Un index de toutes les recettes de jus est inclus dans le livre pour faciliter la consultation.

Chapitre 1

Les fondements de la santé

Que signifie être en bonne santé ?

La santé est souvent définie simplement comme l'absence de maladie ; cependant, cette perspective étroite ne tient pas compte de la complexité d'une véritable santé. La santé englobe le bien-être physique, mental, émotionnel et social. Une compréhension holistique de la santé reconnaît que ces dimensions sont interconnectées et s'influencent mutuellement.

1. Santé physique : Il s'agit de l'état de votre corps et de sa capacité à accomplir les activités quotidiennes. Elle comprend des facteurs tels que la forme physique, la nutrition et l'absence de maladie chronique. La santé physique implique une activité physique régulière, une alimentation équilibrée, un sommeil suffisant et des examens de routine.
2. La santé mentale : La santé mentale est tout aussi essentielle et comprend le bien-être émotionnel, la gestion du stress et la capacité à faire face aux défis de la vie. Elle reflète la façon dont nous pensons, ressentons,

Et d'agir. Une bonne santé mentale améliore notre capacité à profiter de la vie et à gérer le stress.

3. Santé émotionnelle : Cet aspect se concentre sur la compréhension et la gestion des émotions. La santé émotionnelle vous permet d'exprimer vos sentiments de manière appropriée, de faire face au stress et d'établir des relations saines. Il s'agit de se sentir positif et enthousiaste face à la vie.

4. Santé sociale : Les liens sociaux et les relations avec les autres influencent de manière significative la santé globale. La santé sociale implique d'avoir des relations solides et solidaires, de participer à des activités sociales et de se sentir lié à une communauté.

Le fait de considérer la santé comme un concept à multiples facettes vous aide à comprendre qu'une amélioration dans un domaine peut conduire à des améliorations dans d'autres. Par exemple, une activité physique régulière peut stimuler votre humeur et améliorer votre santé mentale, tandis qu'un réseau social positif peut vous motiver à conserver un mode de vie sain.

La connexion corps-esprit

Le lien entre le corps et l'esprit est une relation puissante et complexe qui influence la santé globale. Ce lien suggère que nos pensées, nos sentiments, nos croyances et nos attitudes peuvent affecter la santé physique.

1. Stress et santé physique : Le stress chronique a été associé à divers problèmes de santé, notamment les maladies cardiaques, l'obésité, le diabète et les troubles auto-immuns. Comprendre comment le stress modifie votre corps peut vous aider à développer des stratégies d'adaptation efficaces.

2. Le pouvoir de la pensée positive : La recherche a montré que

qu'une vision positive de la vie peut conduire à de meilleurs résultats en matière de santé. La pensée positive peut renforcer le système immunitaire, réduire l'inflammation et améliorer la qualité de vie en général.

3. La pleine conscience et la guérison : La pleine conscience, la méditation et le yoga peuvent favoriser la relaxation et réduire le stress. Ces pratiques vous aident à devenir plus conscient de vos pensées et de vos sentiments, ce qui vous permet de répondre aux défis avec une plus grande résilience.

4. Expression émotionnelle : Réprimer ses émotions peut avoir un effet négatif sur la santé physique. Exprimer ses émotions de manière appropriée et chercher du soutien peut améliorer le bien-être mental et physique.

Fixer des objectifs de santé réalistes

Se fixer des objectifs est une étape essentielle de votre parcours de santé. Cependant, il est essentiel de fixer des objectifs réalistes et réalisables pour favoriser la motivation et la réussite. Voici quelques stratégies pour vous aider à fixer et à atteindre vos objectifs de santé :

1. Objectifs SMART : Utilisez les critères SMART pour fixer vos objectifs :

Spécifique : Pourriez-vous définir clairement ce que vous voulez atteindre ? Au lieu de dire "Je veux être en forme", précisez "Je veux faire 30 minutes d'exercice cinq fois par semaine".

Mesurable : Décidez de la manière dont vous mesurerez vos progrès. Pour l'in- stance, notez vos séances d'entraînement dans un journal ou utilisez une application de fitness.

Réalisable : En raison de votre situation et de vos ressources actuelles, assurez-vous que vos objectifs sont réalisables. Si vous êtes novice en matière d'exercice physique, commencez par des séances d'entraînement plus courtes et augmentez progressivement la durée et l'intensité.

Pertinent : Choisissez des objectifs qui vous tiennent à cœur et qui correspondent à votre vision de la santé. Si l'amélioration de la santé cardiovasculaire est importante, concentrez-vous sur des activités qui améliorent la santé cardiaque.

Limité dans le temps : Fixez une date limite pour vos objectifs. Cela crée un sentiment d'urgence et vous aide à rester responsable. Par exemple, "Je vais courir un 5 km dans trois mois".

2. Décomposez : les grands objectifs peuvent sembler insurmontables. Décomposez-les en tâches plus petites et plus faciles à gérer, que vous pourrez réaliser chaque jour ou chaque semaine.

3. Soyez flexible : La vie peut être imprévisible. Soyez prêt à ajuster vos objectifs en fonction des besoins. Si vous rencontrez des obstacles, réévaluez et modifiez votre plan plutôt que d'abandonner complètement.

4. Célébrez vos réussites : Reconnaissez vos progrès en cours de route. La célébration des petites victoires stimule la motivation et renforce les changements de comportement positifs.

5. Cherchez du soutien : Partager vos objectifs avec vos amis, votre famille ou un coach de santé peut vous encourager et vous responsabiliser. Vous pouvez rejoindre des groupes ou des communautés partageant les mêmes intérêts en matière de santé pour bénéficier d'un soutien supplémentaire.

Conclusion

Ce chapitre montre que la santé est un concept à multiples facettes qui englobe le bien-être physique, mental, émotionnel et social. Le lien entre le corps et l'esprit est essentiel à la santé globale, l'accent étant mis sur la gestion du stress et l'encouragement des pensées positives. La définition d'objectifs de santé réalistes et réalisables à l'aide des critères SMART vous guidera vers une meilleure santé.

Alors que vous passez au chapitre suivant, rappelez-vous que la compréhension des fondements de la santé est la première étape d'une vie épanouie et équilibrée. Acceptez le voyage qui vous attend et reconnaissez que chaque petit pas contribue à votre bien-être.

Chapitre 2

Manger sainement

Une alimentation saine est la pierre angulaire de la santé et du bien-être en général. Elle alimente notre corps, favorise la santé mentale et joue un rôle crucial dans la prévention des maladies. Ce chapitre explore les principes fondamentaux d'une alimentation saine, notamment la compréhension des macronutriments et des micronutriments, la planification des repas, l'élaboration d'un régime alimentaire équilibré et le grignotage intelligent.

Comprendre les macronutriments et les micronutriments

Pour manger sainement, il est essentiel de comprendre les différents nutriments dont notre corps a besoin. Les nutriments peuvent être classés en deux catégories principales : les macronutriments et les micronutriments.

Macronutriments

Les macronutriments sont les nutriments nécessaires en quantités plus importantes qui fournissent de l'énergie et soutiennent les fonctions corporelles. Ils sont inclure :

1.   Les hydrates de carbone : Les glucides sont la principale source d'énergie de l'organisme. Ils peuvent être classés en glucides simples (sucres) et en glucides complexes (amidons et fibres). Essayez de consommer des céréales complètes, des fruits, des légumes et des légumineuses, qui fournissent de l'énergie, des fibres et des nutriments essentiels.

Sources : Riz brun, quinoa, pain complet, avoine, fruits, légumes et légumineuses.

2.   Les protéines : Les protéines sont essentielles à la construction et à la réparation des tissus, à la fabrication d'enzymes et d'hormones et au soutien de la fonction immunitaire. Elles sont constituées d'acides aminés essentiels, dont certains doivent être obtenus par l'alimentation.

Sources : Viande maigre, volaille, poisson, œufs, produits laitiers, légumineuses, noix et graines.

3. Graisses : les graisses constituent une source d'énergie concentrée et sont essentielles à l'absorption des vitamines liposolubles (A, D, E et K). Privilégiez les graisses saines, telles que les graisses monoinsaturées et polyinsaturées, et limitez les graisses saturées et les graisses trans.

Sources : Avocats, huile d'olive, noix, graines, poissons gras et beurre de noix.

Micronutriments

Les micronutriments sont des vitamines et des minéraux nécessaires en plus petites quantités, mais qui sont essentiels à diverses fonctions de l'organisme. Ils contribuent notamment à la fonction immunitaire, à la production d'énergie et à la santé des os.

1. Les vitamines : Ces composés organiques sont essentiels pour divers processus métaboliques. Chaque vitamine a des fonctions spécifiques et des carences peuvent entraîner des problèmes de santé.

- Exemples : Vitamine C (santé immunitaire), vitamines B (métabolisme énergétique) et vitamine D (santé osseuse).

2. Les minéraux : Ces éléments inorganiques sont essentiels à la contraction musculaire, à la transmission nerveuse et à l'équilibre des fluides.

- Exemples : Le calcium (santé des os), le fer (transport de l'oxygène) et le magnésium (fonction musculaire).

Équilibrer les macronutriments et les micronutriments

Une alimentation équilibrée comprend une variété d'aliments qui fournissent les macronutriments et les micronutriments nécessaires. Essayez d'avoir une assiette colorée incorporant différents groupes d'aliments pour vous assurer d'obtenir une large gamme de nutriments.

Les bases de la planification des repas

La planification des repas vous permet de manger sainement, de gagner du temps et de réduire le gaspillage alimentaire. Voici quelques conseils pour vous aider à démarrer :

1. Évaluez vos besoins : Tenez compte de vos préférences alimentaires, de vos besoins nutritionnels et de vos objectifs. Cherchez-vous à perdre du poids, à développer vos muscles ou à rester en bonne santé ?
2. Créez un plan hebdomadaire : Réservez du temps pour planifier vos repas. Prévoyez le petit-déjeuner, le déjeuner, le dîner et les en-cas. Essayez d'avoir un mélange d'aliments de tous les groupes alimentaires.

3 Faites une liste de courses : Établissez une liste de courses en fonction de votre plan de repas. Tenez-vous-en à cette liste pour éviter les achats impulsifs d'aliments malsains.

4. Préparer à l'avance : Préparez les repas ou les ingrédients à l'avance. En cuisinant par lots et en portionnant les repas, il est plus facile de respecter votre plan pendant les journées chargées.

5. Rester flexible : La vie peut être imprévisible. Soyez prêt à modifier votre plan de repas au besoin. Si vous vous retrouvez avec des restes, incorporez-les à votre prochain repas.

Construire une assiette équilibrée

Pour composer des repas équilibrés, le concept d'"assiette équilibrée" peut s'avérer utile. Voici comment composer une assiette saine :

1. Remplissez la moitié de votre assiette de fruits et de légumes. Privilégiez les couleurs et les types triés sur le volet. Les options fraîches, congelées ou en conserve (sans sucre ni sel ajoutés) sont toutes d'excellents choix.
2. Incluez des protéines maigres : Remplissez un quart de votre assiette avec des sources de protéines maigres. Il peut s'agir de poulet, de dinde, de poisson, de haricots, de lentilles ou de tofu.
3. Ajoutez des céréales complètes : Le quart restant de votre assiette doit être composé de céréales complètes. Privilégiez le riz brun, le quinoa ou les pâtes complètes.
4. Graisses saines : Consommez des graisses saines avec modération. Il peut s'agir d'un filet d'huile d'olive sur votre salade, d'une poignée de noix ou de tranches d'avocat.
5. Restez hydraté : N'oubliez pas l'hydratation. Essayez de boire de l'eau tout au long de la journée et pensez aux tisanes ou à l'eau infusée pour varier les plaisirs.

Idées d'en-cas sains

Le grignotage peut être un excellent moyen de maintenir le niveau d'énergie et de lutter contre la faim. Cependant, il est essentiel de choisir des options saines. Voici quelques idées d'en-cas nutritifs :

1. Les fruits : Les fruits frais comme les pommes, les bananes, les baies et les oranges sont d'excellents choix. Associez-les à du beurre de noix pour ajouter des protéines et des graisses saines.

2. Légumes et trempette : Les bâtonnets de carotte, les tranches de concombre et les lanières de poivron peuvent être accompagnés de houmous, de guacamole ou de trempettes à base de yaourt.

3. Noix et graines : Une petite poignée de noix ou de graines mélangées peut fournir des graisses saines et des protéines. Faites attention à la taille des portions, car elles sont riches en calories.

4. Yogourt grec : Cet en-cas riche en protéines peut être dégusté nature ou agrémenté de fruits frais, de miel ou de granola pour plus de saveur.

5. En-cas à base de céréales complètes : Recherchez des crackers ou des galettes de riz à base de céréales complètes, que vous pouvez accompagner de fromage, de beurre de noix ou d'avocat.

6. Smoothies : Mélangez vos fruits et légumes préférés avec du yaourt ou du lait pour une collation riche en nutriments. Ajoutez des épinards ou du chou frisé pour un supplément d'énergie.

Conclusion

Manger sainement est un aspect fondamental du bien-être général. En comprenant les macronutriments et les micronutriments, en planifiant vos repas, en créant des assiettes équilibrées et en choisissant des en-cas nutritifs, vous pouvez prendre des mesures importantes pour améliorer votre santé.

Dans le prochain chapitre, nous nous plongerons dans le monde des jus de fruits et explorerons comment ils peuvent améliorer votre nutrition et soutenir vos objectifs de santé. N'oubliez pas qu'une alimentation saine n'est pas synonyme de régimes stricts ou de privations ; il s'agit plutôt d'incorporer divers aliments qui nourrissent votre corps et vous permettent de vous sentir bien. Commencez par de petites choses et faites des changements durables pour vous.

Chapitre 3

Des jus pour la santé

Les jus de fruits ont gagné en popularité en tant que moyen pratique d'augmenter votre consommation de fruits et de légumes, de renforcer vos niveaux de nutriments et de favoriser la santé en général. Ce chapitre présente les avantages des jus de fruits et les ingrédients essentiels à leur préparation, ainsi que de délicieuses recettes de jus de fruits bénéfiques pour la santé.

Les avantages du jus de fruits

Les jus de fruits présentent de nombreux avantages pour la santé lorsqu'ils sont intégrés à un régime alimentaire équilibré :

1. **Un apport en nutriments** : Les jus vous permettent de consommer une source concentrée de vitamines, de minéraux et d'antioxydants contenus dans les fruits et les légumes. Cela peut être particulièrement bénéfique si vous avez besoin d'aide pour atteindre votre consommation quotidienne de ces aliments.
2. **Santé digestive** : Les jus frais sont riches en enzymes et

des fibres (si la pulpe est incluse), ce qui facilite la digestion et améliore la santé intestinale. Certains jus, notamment ceux qui sont riches en fibres, peuvent favoriser un transit intestinal régulier.

3. **Hydratation** : Les jus contribuent à votre consommation quotidienne de liquide, ce qui vous permet de rester hydraté. L'hydratation est vitale pour la santé générale, les niveaux d'énergie et la santé de la peau.

4. **Désintoxication** : De nombreuses personnes utilisent les jus dans le cadre d'un programme de désintoxication. Bien que l'organisme dispose de systèmes de désintoxication naturels (principalement le foie et les reins), les jus peuvent soutenir ces processus en apportant des nutriments qui aident à éliminer les toxines.

5. **Gestion du poids** : Les jus de fruits peuvent être un choix faible en calories et riche en nutriments pour ceux qui cherchent à perdre ou à maintenir un poids sain. Cependant, il est essentiel d'équilibrer les jus avec des aliments entiers pour garantir un apport suffisant en protéines et en graisses saines.

6. **Plus d'énergie** : De nombreuses personnes se sentent pleines d'énergie après avoir incorporé des jus frais à leur régime alimentaire. Cela peut être dû à l'abondance de vitamines et de minéraux qui favorisent la production d'énergie dans l'organisme.

Ingrédients essentiels pour les jus de fruits

En ce qui concerne les jus, tous les fruits et légumes ne se valent pas. Voici quelques ingrédients essentiels à inclure dans vos jus pour en tirer le meilleur parti sur le plan de la santé :

1. Les légumes verts à feuilles : Les épinards, le chou frisé et la bette à carde sont des aliments riches en vitamines A, C et K, ainsi qu'en acides gras essentiels.

minéraux comme le calcium et le magnésium. Elles contiennent également de la chlorophylle, qui peut contribuer à la désintoxication.

2. Les fruits : Les fruits tels que les pommes, les oranges, les ananas et les baies apportent une douceur naturelle et une multitude de vitamines et d'antioxydants. Choisissez-les biologiques, si possible, pour réduire l'exposition aux pesticides.

3. Racines et tubercules : Les betteraves, les carottes et le gingembre sont d'excellents compléments. Les betteraves sont connues pour leur teneur élevée en nitrates, qui peuvent améliorer la circulation sanguine et les performances athlétiques, tandis que le gingembre peut faciliter la digestion et possède des propriétés anti-inflammatoires.

4. Les agrumes : Les citrons et les limes rehaussent la saveur et sont riches en vitamine C, qui soutient la fonction immunitaire et la santé de la peau.

5. Les herbes : Les herbes fraîches comme le persil, la coriandre et la menthe peuvent ajouter une saveur rafraîchissante tout en apportant d'autres nutriments et antioxydants.

6. Épices : Le curcuma et la cannelle peuvent être ajoutés pour leurs propriétés anti-inflammatoires et antioxydantes. Le curcuma contient de la curcumine, un composé connu pour ses effets bénéfiques sur la santé.

Recettes de jus bénéfiques pour la santé

Maintenant que vous connaissez les avantages des jus de fruits et les ingrédients à utiliser, voici quelques délicieuses recettes de jus de fruits pour commencer :

Jus vert détox

Ingrédients :

2 tasses d'épinards

Un concombre Une

pomme verte

Un citron (pelé)

Morceau de gingembre de 1 pouce (pelé)

Eau (facultatif pour diluer)

Instructions :

1. Laver soigneusement tous les ingrédients.
2. Coupez le concombre et la pomme en petits morceaux pour qu'ils puissent passer dans votre presse-agrumes.
3. Mélanger tous les ingrédients avec du jus.
4. Si le jus est trop épais, ajouter de l'eau pour obtenir la consistance souhaitée. Servir immédiatement.

Jus d'agrumes stimulant le système immunitaire

Ingrédients :

Deux oranges (pelées) Un

pamplemousse (pelé) Un

citron (pelé)

Une cuillère à soupe de miel (facultatif)

Une pincée de poivre de Cayenne (facultatif, pour donner du piquant)

Instructions :

1. Peler et segmenter les oranges, les pamplemousses et les citrons.
2. Réduire en jus tous les agrumes.
3. Incorporer le miel et le poivre de Cayenne si désiré.
4. Servir frais ou sur glace.

Jus de betterave anti-inflammatoire Ingrédients :

Une betterave moyenne (pelée et hachée)

Deux carottes (pelées et coupées en
morceaux) Une pomme (évidée et
coupée en morceaux)
Un morceau de gingembre de 1 pouce
(pelé) Un citron (pelé)

Instructions :

1. Préparer tous les ingrédients en les lavant, en les épluchant et en les
   hachant si nécessaire.
2. Réduisez en jus la betterave, les carottes, la pomme, le gingembre et
   le citron.
3. Bien mélanger et servir immédiatement.

Jus de pastèque et de menthe rafraîchissant

Ingrédients :

4 tasses de pastèque sans pépins (en cubes)
Une poignée de feuilles de menthe fraîche
Jus d'un citron vert

Instructions :

1. Mixer les cubes de pastèque jusqu'à obtention d'un mélange homogène.
2. Passer le jus au travers d'un tamis à mailles fines ou d'une étamine
   pour éliminer la pulpe (si désiré).
3. Incorporer le jus de citron vert et ajouter des feuilles de menthe
   pour décorer. Servir frais.

Jus vert tropical

Ingrédients :

1 tasse de chou frisé (sans les
tiges) 1 tasse d'ananas (en cubes)
1/2 concombre

Un citron vert (pelé)

1 tasse d'eau de coco (facultatif)

Instructions :

1. Préparer tous les ingrédients en les lavant et en les hachant si nécessaire.
2. Réduire en jus le chou frisé, l'ananas, le concombre et le citron vert.
3. Incorporer de l'eau de coco pour une touche tropicale. Servir immédiatement.

Conseils pour commencer à faire des jus de fruits

1. Investissez dans un bon presse-agrume : Une centrifugeuse de qualité facilitera le processus et améliorera la qualité de votre jus. Envisagez un presse-agrume à mastication pour une meilleure extraction des nutriments.
2. Commencez lentement : si vous êtes novice en matière de jus, intégrez un jus par jour à votre routine. Augmentez progressivement la fréquence au fur et à mesure que vous vous y habituez.
3. Utilisez des ingrédients frais : optez pour des produits frais et biologiques lorsque c'est possible. Plus les ingrédients sont frais, plus votre jus conservera de nutriments.
4. Expérimentez les saveurs : N'hésitez pas à mélanger différents fruits et légumes pour trouver des combinaisons qui vous plaisent. Les jus de fruits sont un excellent moyen de faire preuve de créativité dans la cuisine.
5. Buvez immédiatement : Il est préférable de consommer le jus frais immédiatement après l'avoir pressé afin d'en conserver le maximum de nutriments. Si vous devez le conserver, utilisez un récipient hermétique et consommez-le dans les 24 heures.
6. Incorporer la pulpe : Ne jetez pas la pulpe ! Pour ajouter des fibres et des nutriments, vous pouvez l'utiliser dans les smoothies, les soupes ou les pâtisseries.
7. Équilibrez votre alimentation : Bien que les jus de fruits soient un moyen fantastique de

Pour augmenter l'apport en nutriments, il doit compléter une alimentation riche en aliments complets, notamment en protéines, en graisses saines et en céréales complètes.

Conclusion

Les jus de fruits peuvent être un complément précieux à votre parcours de santé, car ils constituent un moyen pratique d'augmenter votre consommation de fruits et de légumes tout en bénéficiant de divers bienfaits pour la santé. Grâce à un large éventail d'ingrédients et à d'innombrables combinaisons de saveurs, vous pouvez créer de délicieux jus qui vous aideront à atteindre vos objectifs en matière de santé.

En explorant le monde des jus, n'oubliez pas de les intégrer à un régime alimentaire et à un mode de vie équilibrés. Dans le prochain chapitre, nous approfondirons les principes d'un régime anti-inflammatoire, en explorant comment certains aliments peuvent contribuer à réduire l'inflammation et à favoriser le bien-être général. Laissez-vous séduire par les couleurs et les saveurs éclatantes des jus frais et profitez des bienfaits nutritifs qu'ils apportent à votre vie !

Chapitre 4

Le régime anti-inflammatoire

L'inflammation chronique est de plus en plus reconnue comme un facteur important dans diverses conditions de santé, y compris les maladies cardiaques, les diabètes, l'arthrite et certains cancers. Un régime anti-inflammatoire met l'accent sur les aliments qui contribuent à réduire l'inflammation et à promouvoir la santé globale. Dans ce chapitre, nous explorerons le concept d'inflammation, les aliments à inclure et à éviter et nous fournirons un exemple de plan de repas pour vous aider à mettre en œuvre un régime anti-inflammatoire.

Comprendre l'inflammation et ses effets Qu'est-ce

que l'inflammation ?

L'inflammation est une réponse naturelle du système immunitaire de l'organisme à une blessure ou à une infection. Il s'agit d'un mécanisme de protection qui aide l'organisme à guérir et à combattre les agents pathogènes. Toutefois, lorsque l'inflammation devient chronique, elle peut entraîner de nombreux problèmes de santé.

problèmes. L'inflammation chronique peut résulter de divers facteurs, notamment une mauvaise alimentation, le stress, le manque d'exercice et l'exposition à des toxines environnementales.

Les effets de l'inflammation chronique

L'inflammation chronique peut contribuer à toute une série de problèmes de santé, notamment :

1. Maladies cardiaques : L'inflammation peut entraîner l'accumulation de plaques dans les artères, ce qui augmente le risque de crise cardiaque et d'accident vasculaire cérébral.
2. Le diabète : L'inflammation chronique est liée à la résistance à l'insuline, un facteur clé dans le développement du diabète de type 2.
3. L'arthrite : Les affections inflammatoires, telles que la polyarthrite rhumatoïde, peuvent entraîner des douleurs, des gonflements et des raideurs articulaires.
4. Le cancer : Certaines études suggèrent que l'inflammation chronique peut jouer un rôle dans le développement de certains cancers.
5. Troubles auto-immuns : L'inflammation peut déclencher des réponses immunitaires qui attaquent par erreur les tissus sains, entraînant des maladies auto-immunes.

Aliments à inclure dans un régime anti-inflammatoire

Le régime anti-inflammatoire se concentre sur les aliments entiers, riches en nutriments, qui fournissent des vitamines, des minéraux et des antioxydants essentiels. Voici les principaux groupes d'aliments à inclure :

1. Fruits et légumes

Les fruits et les légumes sont riches en vitamines, en minéraux, en fibres et en antioxydants, qui aident à combattre l'inflammation. Privilégiez la variété des couleurs pour maximiser l'apport en nutriments.

Les baies : Les myrtilles, les fraises et les mûres sont

riches en antioxydants appelés anthocyanes, qui ont des propriétés anti-inflammatoires.

Les légumes verts à feuilles : Les épinards, le chou frisé et la bette à cardesont riches en vitamines A, C et K, ainsi qu'en composés anti- inflammatoires.

Légumes crucifères : Le brocoli, le chou-fleur et les choux de Bruxelles contiennent du sulforaphane, dont il a été démontré qu'il réduisait les risques de cancer du sein.

L'inflammation.

2. Graisses saines

Les graisses saines jouent un rôle crucial dans la réduction de l'inflammation. Privilégiez les sources d'acides gras oméga-3 et de graisses mono-insaturées.

Poissons gras : le saumon, le maquereau, les sardines et la truite sont riches en acides gras oméga-3, dont il a été démontré qu'ils réduisaient l'inflammation.

L'huile d'olive : L'huile d'olive extra vierge est riche en graisses mono-insaturées et contient de l'oléocanthal, un composé aux propriétés anti-inflammatoires.

Noix et graines : Les noix, les graines de chia et les graines de lin fournissent des oméga-3 et des antioxydants.

3. Grains entiers

Les céréales complètes sont une source importante de fibres, qui contribuent à réduire l'inflammation et à améliorer la santé intestinale.

Riz brun : Une possibilité de grain entier qui fournit des nutriments essentiels et des fibres.

Le quinoa : Une céréale riche en nutriments, en protéines et en fibres.

L'avoine : Riche en bêta-glucanes, l'avoine peut contribuer à réduire l'inflammation et à améliorer le taux de cholestérol.

4. Épices et herbes

Certaines épices et herbes sont connues pour leurs propriétés anti-inflammatoires.

et peuvent être facilement incorporés dans vos repas.

Curcuma : Il contient de la curcumine, un puissant composé anti-inflammatoire. L'ajout de poivre noir améliore son absorption.

Gingembre : Il a des effets anti-inflammatoires et antioxydants, ce qui en fait un complément idéal aux thés et aux plats.

L'ail : Contient des composés sulfurés qui peuvent aider à réduire l'inflammation et à soutenir la fonction immunitaire.

5. Légumineuses

Les légumineuses, telles que les haricots, les lentilles et les pois chiches, sont d'excellentes sources de protéines et de fibres et peuvent contribuer à réduire l'inflammation.

Aliments à éviter

Bien que le régime anti-inflammatoire mette l'accent sur les aliments entiers et riches en nutriments, il est également essentiel d'éviter ou de limiter certains aliments qui peuvent contribuer à l'inflammation. Il s'agit notamment des aliments suivants

1. Aliments transformés

Les aliments hautement transformés contiennent souvent des sucres raffinés, des graisses malsaines et des additifs qui peuvent déclencher une inflammation.

En-cas et boissons sucrés : Les bonbons, les biscuits, les sodas et autres friandises sucrées peuvent entraîner des pics d'insuline et des inflammations.

Viandes transformées : Les hot-dogs, les saucisses et les charcuteries sont associés à une augmentation de l'inflammation et des risques pour la santé.

2. Glucides raffinés

Les glucides raffinés peuvent provoquer des pics rapides de glycémie et d'insuline, contribuant ainsi à l'inflammation.

Pain blanc et pâtisseries : Fabriqués avec de la farine raffinée, ils peuvent manquer de nutriments essentiels et de fibres.

Riz blanc : optez plutôt pour des céréales complètes.

3. Graisses trans

Les graisses trans sont des graisses malsaines présentes dans de nombreux aliments transformés et peuvent augmenter l'inflammation.

Aliments frits : De nombreux produits de la restauration rapide et des aliments cuits dans le commerce.

contiennent des acides gras trans.

Huiles hydrogénées : Souvent présentes dans la margarine et certains aliments de grignotage.

4. L'excès d'alcool

Si une consommation modérée d'alcool peut avoir des effets bénéfiques sur la santé, une consommation excessive peut entraîner une inflammation et d'autres problèmes de santé.

Plan de repas pour une semaine d'alimentation anti-inflammatoire

Pour vous aider à commencer un régime anti-inflammatoire, voici un exemple de programme alimentaire pour une semaine :

Jour 1

Petit-déjeuner : Flocons d'avoine du jour garnis de myrtilles, de noix et d'un filet de miel.

Déjeuner : Salade de quinoa avec épinards, tomates cerises, concombre et vinaigrette à l'huile d'olive.

Dîner : Saumon grillé avec brocoli vapeur et patate douce.

Collation : Bâtonnets de carottes avec du houmous.

Jour 2

Petit-déjeuner : Smoothie avec épinards, banane, lait d'amande et une cuillère à soupe de graines de lin.

Déjeuner : Soupe de lentilles avec des légumes verts et de l'avocat.

Dîner : Tofu sauté avec un mélange de légumes (poivrons, brocolis, carottes) et du riz brun.

Collation : Une poignée d'amandes.

Troisième jour

Petit-déjeuner : Yogourt grec garni de fraises et de graines de chia.

Déjeuner : Roulé de céréales complètes avec de la dinde, des épinards, de l'avocat et des tomates.

Dîner : Blanc de poulet cuit au four avec des choux de Bruxelles rôtis et du quinoa.

Collation : Pomme en tranches avec du beurre d'amande.

Jour 4

Petit-déjeuner : Pudding de chia au lait d'amande, garni de framboises.

Déjeuner : Salade de pois chiches avec concombres, persil et vinaigrette au citron.

Dîner : Crevettes grillées avec du riz au chou-fleur et du chou frisé sauté.

Collation : Bâtonnets de céleri avec du beurre de cacahuète.

Jour 5

Petit-déjeuner : Œufs brouillés avec épinards et tomates.

Déjeuner : Bol de riz brun avec haricots noirs, maïs, avocat et salsa.

Dîner : Morue au four avec des asperges et des quartiers de patates douces.

Collation : Salade de baies mélangées.

Jour 6

Petit-déjeuner : Smoothie avec du chou frisé, de la pomme verte, du gingembre et du citron.

Déjeuner : Roulé de légumes grillés avec du houmous.

Dîner : Chili à la dinde avec des haricots rouges et des poivrons.

Collation : Maïs soufflé à l'air libre saupoudré de levure nutritionnelle.

Jour 7

Petit-déjeuner : Flocons d'avoine garnis de tranches de banane et saupoudrés de cannelle.

Déjeuner : Salade de quinoa et de haricots noirs avec vinaigrette au citron vert. Dîner : Brochettes de légumes grillés avec du riz brun.

Collation : Chocolat noir (70 % de cacao ou plus) avec une poignée de noix.

Conclusion

Le régime anti-inflammatoire met l'accent sur les aliments entiers, denses en nutriments, qui peuvent contribuer à réduire l'inflammation et à promouvoir la santé en général. En incorporant une variété de fruits, de légumes, de graisses saines, de céréales complètes et d'épices dans vos repas, tout en évitant les aliments transformés, les glucides raffinés et les graisses malsaines, vous pouvez faire des pas importants vers l'amélioration de votre santé.

La mise en œuvre d'un régime anti-inflammatoire peut être une expérience transformatrice, améliorant vos niveaux d'énergie et réduisant les douleurs chroniques et le risque de maladie. Dans le prochain chapitre, nous explorerons des exercices adaptés à chaque niveau de forme physique, en soulignant l'importance de l'activité physique dans le maintien de la santé et du bien-être en général. Profitez du pouvoir de la nourriture en tant que médicament et appréciez les bienfaits nourrissants d'un régime anti-inflammatoire !

Chapitre 5

Exercices pour tous les niveaux

Une activité physique régulière est essentielle pour favoriser la santé et le bien-être en général. Elle aide à gérer le poids, réduit le risque de maladies chroniques, améliore l'humeur et la qualité de vie. Dans ce chapitre, nous allons explorer plusieurs types d'exercices, leurs avantages et la manière de créer une routine d'entraînement équilibrée adaptée à chaque niveau de forme physique.

L'importance d'une activité physique régulière

Une activité physique régulière est l'un des moyens les plus efficaces de rester en bonne santé. Voici quelques avantages clés de l'intégration de l'exercice dans votre routine quotidienne :

1. **Amélioration de la santé cardiovasculaire** : L'exercice régulier renforce le cœur, améliore la circulation et contribue à réduire la tension artérielle et le taux de cholestérol.

2. **Gestion du poids** : L'activité physique brûle des calories, ce qui permet de maintenir ou de perdre du poids lorsqu'elle est associée à un régime alimentaire sain.

3. **Des muscles et des os plus forts** : Les exercices de mise en charge développent les muscles et renforcent les os, réduisant ainsi le risque d'ostéoporose et de fractures avec l'âge.

4. **Amélioration de la santé mentale** : L'exercice libère des endorphines, souvent appelées hormones de bien-être, qui peuvent améliorer l'humeur et réduire les symptômes d'anxiété et de dépression.

5. **Augmentation des niveaux d'énergie** : Une activité physique régulière peut renforcer votre endurance et réduire la sensation de fatigue.

6. **Un meilleur sommeil** : L'exercice peut vous aider à vous endormir plus rapidement et à profiter d'un sommeil plus profond, améliorant ainsi la qualité globale du sommeil.

7. **Amélioration de la souplesse et de l'équilibre** : Les activités qui favorisent la souplesse et l'équilibre peuvent prévenir les blessures et améliorer la mobilité générale.

Types d'exercices

L'exercice physique peut être classé en plusieurs catégories, chacune ayant ses propres avantages. Comprendre ces catégories vous aidera à créer un programme de remise en forme bien équilibré.

1. Exercice **cardiovasculaire** (aérobie)

L'exercice cardiovasculaire, souvent appelé exercice aérobique, accélère le rythme cardiaque et respiratoire, ce qui favorise la santé cardiovasculaire. Il améliore l'endurance et brûle des calories.

Exemples : Marche, course à pied, cyclisme, natation, danse et cours collectifs de fitness.

Recommandation : Visez au moins 150 minutes d'exercice aérobique d'intensité modérée ou 75 minutes d'exercice aérobique d'intensité élevée par an.

semaine.

2. **Entraînement musculaire**

L'entraînement musculaire consiste à utiliser la résistance pour développer la force et l'endurance musculaires. Il peut s'agir de poids libres, de bandes de résistance ou de poids de corps.

Exemples : L'haltérophilie, les exercices au poids du corps (pompes, squats, poumons) et les exercices avec des bandes de résistance.

Recommandation : Essayez d'inclure des exercices de musculation pour tous les principaux groupes musculaires au moins deux fois par semaine.

3. **Flexibilité et étirements**

Les exercices d'assouplissement améliorent l'amplitude des mouvements et réduisent le risque de blessure. Ils peuvent aider à soulager les tensions musculaires et favoriser la relaxation.

Exemples : Etirements statiques, étirements dynamiques, yoga et Pilates.

Recommandation : Incorporez des exercices de flexibilité et d'étirement dans votre routine au moins deux à trois fois par semaine.

4. **Équilibre et stabilité**

Les exercices d'équilibre améliorent la coordination et la stabilité, ce qui permet de prévenir les chutes et d'améliorer les performances physiques générales.

Exemples : Tai chi, exercices d'équilibre (se tenir sur un pied) et exercices avec ballon de stabilité.

Recommandation : Incluez des exercices équilibrés dans votre routine, en particulier si vous êtes plus âgé ou si vous risquez de tomber.

Créer un programme d'entraînement équilibré

Il est essentiel de créer un programme d'entraînement équilibré qui incorpore des exercices cardio-vasculaires, de force, de souplesse et d'équilibre pour obtenir les meilleurs résultats en matière de santé. Voici comment concevoir votre programme :

1. **Évaluez votre** niveau de **forme physique**

Avant de commencer un programme d'exercices, évaluez votre état actuel le niveau de forme physique. Tenez compte de votre expérience de l'exercice, de votre niveau d'activité et de vos problèmes de santé ou blessures.

2. **Fixer des objectifs réalistes**

Fixez des objectifs de remise en forme à court et à long terme en fonction de vos centres d'intérêt et de vos objectifs de santé. Utilisez les critères SMART pour que vos objectifs soient spécifiques, mesurables, réalisables, pertinents et limités dans le temps.

3. **Élaborer un programme hebdomadaire**

Essayez d'adopter une approche équilibrée comprenant plusieurs types d'exercices tout au long de la semaine. Voici un exemple de programme d'entraînement hebdomadaire :

Exemple de plan d'entraînement hebdomadaire :

| Activité de l'entreprise

| Lundi - 30 minutes de marche rapide + 20 minutes de musculation (haut du corps).

| Mardi, 30 minutes de vélo ou de natation.

| Mercredi - 30 minutes de musculation (bas du corps) + 15 minutes d'étirements.

| Jeudi : 30 minutes de jogging ou un cours de danse

| Vendredi - 20 minutes de musculation (tout le corps) + 20 minutes de yoga

| Samedi : journée de repos actif (marche légère, jardinage ou pratique d'un sport)

| Dimanche - 30 minutes de randonnée ou d'activité de plein air + 15 minutes d'exercices d'équilibre - Dimanche - 30 minutes de randonnée ou d'activité de plein air + 15 minutes d'exercices d'équilibre

4. **Échauffement et retour au calme**

Commencez toujours vos séances d'entraînement par un échauffement afin de préparer votre corps à l'exercice et de réduire le risque de blessure. L'échauffement peut comprendre des étirements dynamiques ou des activités aérobiques légères pendant 5 à 10 minutes.

minutes. De même, terminez vos séances d'entraînement par une phase de récupération, qui peut comprendre des étirements statiques pour aider vos muscles à récupérer.

5. Écouter son corps

Soyez attentif à la façon dont votre corps réagit à l'exercice. Il est normal de se sentir courbaturé, surtout au début d'une nouvelle activité, mais une douleur ou une gêne aiguë peut être le signe d'une blessure. Si vous ressentez une douleur, arrêtez l'activité et consultez un professionnel de la santé si nécessaire.

6. Rester motivé

Trouvez des moyens de rester motivé et de rendre l'exercice agréable. Il peut s'agir de s'inscrire à un cours de fitness, de trouver un ami qui s'entraîne ou de se fixer des défis. Suivez vos progrès et célébrez vos réussites, aussi petites soient-elles.

Exemples d'exercices pour chaque niveau

Voici quelques exercices simples que vous pouvez faire à la maison ou à la salle de sport, classés par niveau de forme physique :

Niveau débutant

1. La marche : Un moyen simple et efficace de commencer votre parcours de remise en forme. Essayez de marcher pendant 10 à 15 minutes et augmentez progressivement la durée.
2. Squats au poids du corps : Debout, les pieds écartés de la largeur des épaules, abaissez votre corps en position de squat, puis revenez en position debout. Commencez par 8 à 10 répétitions.
3. Pompes sur le mur : Tenez-vous à quelques mètres d'un mur, placez vos mains sur le mur et faites des pompes en pliant les coudes. Commencez par 5 à 10 répétitions.
4. Élévation des jambes en position assise : Asseyez-vous sur une chaise, tendez une jambe, maintenez la position pendant quelques secondes et redescendez-la. Alternez les jambes pendant 10 à 12 répétitions.

Niveau intermédiaire

1. Marche rapide ou jogging : Augmentez votre rythme de marche ou passez au jogging pendant 20 à 30 minutes.
2. Exercices avec haltères : Avec un haltère dans chaque main, fléchissez légèrement la taille et tirez les poids vers votre poitrine. Visez 10 à 15 répétitions.
3. Planche : tenez-vous en position de planche sur les avant-bras et les orteils, en gardant le corps droit. Commencez par 20 à 30 secondes.
4. Fentes : Avancez d'une jambe en abaissant votre corps jusqu'à ce que vos deux genoux forment un angle de 90 degrés. Alternez les jambes pendant 10 à 12 répétitions.

Niveau avancé

1. Course à pied ou entraînement par intervalles : Incorporez des séances de course à pied ou d'entraînement par intervalles pendant 30 à 45 minutes.
2. Lever de poids : À l'aide d'une barre ou d'un haltère, tenez-vous debout, les pieds écartés de la largeur des hanches, pliez les hanches et soulevez les poids en gardant le dos droit. Visez 8 à 12 répétitions.
3. Bur-pees : Un exercice pour tout le corps qui combine un squat, un push-up et un saut. Commencez par 5 à 10 répétitions.
4. Yoga ou Pilates : Participez à des cours ou suivez des sessions en ligne pour améliorer votre souplesse, votre équilibre et votre force musculaire.

Conclusion

La pratique régulière d'une activité physique est essentielle à un mode de vie sain, car elle présente de nombreux avantages pour la santé physique et mentale. En comprenant les différents types d'exercices et en créant un programme d'entraînement équilibré adapté à votre niveau de forme, vous pouvez atteindre vos objectifs de santé et améliorer votre bien-être.

Le chapitre suivant explorera des stratégies pratiques pour perdre de la graisse et développer sa force. N'oubliez pas que le chemin vers une meilleure santé est un marathon, pas un sprint ; faites un pas après l'autre et profitez du processus !

Chapitre 6

Perdre de la graisse et développer sa force

Atteindre et conserver un poids de forme tout en développant sa force ne se résume pas à un régime et à de l'exercice ; il faut comprendre le fonctionnement de son corps, se fixer des objectifs réalistes et élaborer un plan durable. Dans ce chapitre, nous aborderons les principes fondamentaux de la perte de graisse, le rôle de l'entraînement musculaire, les stratégies pratiques de perte de graisse et les conseils pour suivre les progrès et rester motivé.

Comprendre la composition corporelle

Avant d'aborder la perte de graisse et la musculation, il est important de comprendre la composition corporelle. La composition corporelle fait référence à la proportion de graisse, de muscles, d'os et d'autres tissus. Une composition corporelle saine se traduit généralement par un faible pourcentage de graisse corporelle et un pourcentage plus élevé de masse musculaire maigre.

L'importance de la graisse corporelle

Si une certaine quantité de graisse corporelle est nécessaire à la santé générale, un excès de graisse corporelle peut entraîner de nombreux risques pour la santé :

Risque accru de maladies chroniques telles que le diabète, les maladies cardiaques et certains cancers.

Problèmes d'articulation et de mobilité.

Déséquilibres hormonaux.

Diminution des niveaux d'énergie.

À l'inverse, le développement de la masse musculaire peut améliorer le métabolisme et les performances physiques et contribuer à la santé générale.

Mesure de la composition corporelle

Au lieu de vous concentrer uniquement sur le poids, envisagez d'évaluer votre composition corporelle à l'aide de méthodes telles que les suivantes :

1. Pourcentage de graisse corporelle : Il peut être mesuré à l'aide d'un pied à coulisse, d'une analyse d'impédance bioélectrique ou d'un scanner DEXA.
2. Rapport taille-hanches : Mesurez votre tour de taille et votre tour de hanches pour évaluer la répartition des graisses et les risques potentiels pour la santé.
3. Photos de progrès : Des photos régulières peuvent aider à visualiser les changements de composition corporelle au fil du temps.

Le rôle de la musculation dans la perte de graisse

La musculation est un élément essentiel de tout programme de perte de graisse, et ce pour plusieurs raisons :

1. Augmentation de la masse musculaire : La prise de masse musculaire augmente votre taux métabolique au repos, ce qui signifie que vous brûlez plus de calories au repos. Cela permet de créer un déficit calorique nécessaire à la perte de graisse.
2. Amélioration de l'oxydation des graisses : L'entraînement de la force a augmenté l'oxydation des graisses.

la vitesse à laquelle votre corps brûle les graisses pour obtenir de l'énergie, en particulier pendant et après les séances d'entraînement.

3. Amélioration de la composition corporelle : Lorsque vous gagnez du muscle et perdez de la graisse, votre composition corporelle s'améliore, ce qui vous permet d'avoir un physique plus mince.

4. Augmentation de la force fonctionnelle : L'entraînement de la force améliore votre capacité à effectuer des activités quotidiennes, réduit le risque de blessure et améliore les performances physiques générales.

Stratégies efficaces de perte de graisse

Pour perdre de la graisse, il faut changer de régime alimentaire, faire de l'exercice et modifier son mode de vie. Voici quelques stratégies efficaces pour vous aider dans votre démarche :

1. Créer un déficit calorique

Pour perdre de la graisse, vous devez consommer moins de calories que vous n'en dépensez. Un déficit calorique sûr et durable est généralement de l'ordre de 500 à 1 000 calories par jour, ce qui peut entraîner une perte de poids d'environ 1 à 2 kilos par semaine.

- Suivez vos apports : Utilisez des carnets alimentaires, des applications ou des outils en ligne pour vérifier votre apport calorique et vous assurer que vous atteignez vos objectifs.

2. Focus sur les aliments complets

Privilégiez les aliments entiers, peu transformés, denses en nutriments et pauvres en calories. Il s'agit notamment des aliments suivants

Fruits et légumes : Riches en fibres et pauvres en calories.

Protéines maigres : Elles comprennent le poulet, la dinde, le poisson, les haricots et les légumineuses, qui favorisent la satiété.

Les céréales complètes : Le riz brun, le quinoa et l'avoine, par exemple, fournissent une énergie durable.

3. Incorporer l'entraînement musculaire

Essayez de faire de la musculation au moins 2 à 3 fois par semaine, en vous concentrant sur les principaux groupes musculaires. Voici quelques exercices pratiques de musculation :

Accroupiss

ements

Levées de

corps

Pompes

Rows

Fentes

4. Inclure l'entraînement par intervalles de haute intensité (HIIT)

Le HIIT consiste à alterner de courtes périodes d'exercice intense et des périodes de repos ou d'exercice de moindre intensité. Cette méthode peut vous aider à brûler plus de calories en moins de temps et il a été démontré qu'elle améliore la perte de graisse.

Exemple d'entraînement HIIT : 30 secondes de sprint suivies d'une minute de marche, répétées pendant 15 à 20 minutes.

5. S'hydrater

Boire suffisamment d'eau est essentiel pour la santé en général et peut aider à perdre du poids. Parfois, la soif est confondue avec la faim. Essayez de boire au moins 8 tasses (64 onces) d'eau par jour, en tenant compte du niveau d'activité et du climat.

6. Dormir suffisamment

Le sommeil joue un rôle crucial dans la gestion du poids et la perte de graisse. Un mauvais sommeil peut entraîner des déséquilibres hormonaux qui augmentent la faim et les fringales. Visez 7 à 9 heures de sommeil de qualité par nuit.

7. Gérer le stress

Le stress chronique peut avoir un effet négatif sur votre capacité à perdre de la graisse.

Un niveau de stress élevé peut entraîner une suralimentation, en particulier des aliments réconfortants riches en calories. Pratiquez des techniques de gestion du stress telles que la pleine conscience, la méditation, le yoga ou des exercices de respiration profonde.

Suivre les progrès et rester motivé

Le suivi de vos progrès et le maintien de votre motivation sont des éléments essentiels à la réussite de toute démarche de perte de graisse. Voici quelques conseils :

1. Fixer des objectifs SMART

Fixez des objectifs spécifiques, mesurables, réalisables, pertinents et limités dans le temps. Par exemple, "Je veux perdre 2 livres par semaine au cours du prochain mois" est un objectif SMART.

2. Tenir un journal

Consignez votre consommation d'aliments, vos séances d'entraînement et vos sentiments. Cela peut vous aider à trouver des habitudes, des points à améliorer et des réussites en cours de route.

3. Célébrer les victoires sans envergure

Concentrez-vous sur les résultats obtenus au-delà de la balance, tels que l'augmentation du niveau d'énergie, l'amélioration de l'endurance, la réduction de la taille des vêtements ou le soulèvement de poids plus lourds.

4. Trouver l'imputabilité

Partagez vos objectifs avec des amis ou rejoignez un groupe de soutien ou un cours de fitness. L'obligation de rendre des comptes peut vous aider à rester motivé et sur la bonne voie.

5. Être patient et bienveillant envers soi-même

La perte de graisse et le renforcement musculaire prennent du temps. Il est essentiel de faire preuve de patience et de reconnaître que les hauts et les bas sont normaux. Si vous subissez des revers, ne vous découragez pas - concentrez-vous sur la reprise.

6. Mélangez vos habitudes

Essayez de nouveaux exercices, de nouveaux cours ou de nouveaux sports pour continuer à vous entraîner.

frais et excitants. Cela permet d'éviter l'ennui et de maintenir la motivation.

Conclusion

Perdre de la graisse et développer sa force est un parcours qui nécessite une combinaison de régime alimentaire équilibré, d'exercices physiques réguliers et d'ajustements du mode de vie. Vous pouvez atteindre vos objectifs en matière de santé et de forme physique en comprenant votre composition corporelle, en intégrant un entraînement musculaire et en utilisant des stratégies efficaces.

Dans le prochain chapitre, nous étudierons le lien entre la pleine conscience, la santé mentale et la gestion du stress, et nous verrons comment cultiver un état d'esprit sain pour favoriser votre bien-être général. N'oubliez pas que chaque petit pas que vous faites contribue à votre progrès ; profitez-en et célébrez vos réussites !

Chapitre 7

Pleine conscience et stress

Gestion

Dans le monde rapide d'aujourd'hui, la gestion du stress et la culture de la pleine conscience sont devenues de plus en plus cruciales pour préserver la santé et le bien-être en général. Le stress chronique peut avoir des effets négatifs sur la santé physique, la clarté mentale et la stabilité émotionnelle. Dans ce chapitre, nous étudierons l'impact du stress sur la santé, les techniques pour favoriser la pleine conscience et les stratégies pratiques pour une gestion efficace du stress.

L'impact du stress sur la santé

Le stress est une réponse naturelle à des situations difficiles ; cependant, lorsqu'il devient chronique, il peut entraîner divers problèmes de santé :

1. Problèmes de santé physique : Le stress chronique a été lié

Le stress peut être à l'origine d'une série de problèmes de santé, notamment les maladies cardiaques, l'hypertension artérielle, l'obésité, le diabète et les problèmes gastro-intestinaux. Le stress peut déclencher la libération d'hormones telles que le cortisol, entraînant une prise de poids, en particulier au niveau de l'abdomen.

2. Problèmes de santé mentale : Le stress prolongé peut contribuer à l'anxiété, à la dépression et à d'autres troubles mentaux. Il peut altérer les fonctions cognitives, entraînant des difficultés de concentration, des problèmes de mémoire et une baisse de la productivité.

3. Affaiblissement du système immunitaire : Le stress chronique peut affaiblir le système immunitaire, ce qui vous rend plus vulnérable aux infections et aux maladies.

4. Troubles du sommeil : Le stress perturbe souvent les habitudes de sommeil, entraînant des insomnies ou un sommeil de mauvaise qualité. Le manque de sommeil peut aggraver le stress et créer un cercle vicieux.

5. Stress émotionnel : un niveau de stress élevé peut entraîner de l'irritabilité, des sautes d'humeur et des difficultés à gérer ses émotions, ce qui affecte les relations et la qualité de vie en général.

Techniques de pleine conscience pour la vie quotidienne

La pleine conscience consiste à être pleinement présent dans l'instant, à percevoir les pensées et les sentiments sans jugement. Elle permet de cultiver la conscience, de réduire le stress, d'améliorer la régulation émotionnelle et d'accroître le bien-être général. Voici quelques techniques de pleine conscience à intégrer dans votre routine quotidienne :

1. **Respiration consciente**

La respiration consciente consiste à concentrer son attention sur son souffle. Elle peut être pratiquée n'importe où et constitue un moyen efficace de calmer l'esprit.

Comment pratiquer :

Trouvez un endroit calme et asseyez-vous confortablement.

Fermez les yeux et respirez profondément par le nez, en laissant votre ventre se gonfler.

Expirez lentement par la bouche, en relâchant toute tension.

Continuez à respirer profondément, en vous concentrant sur la sensation de votre souffle qui entre et sort de votre corps.

Si votre esprit s'égare, ramenez doucement votre attention sur votre respiration.

2. **Balayage du corps**

Le balayage corporel est un exercice de pleine conscience qui favorise la prise de conscience des sensations physiques et aide à relâcher les tensions.

Comment pratiquer :

Allongez-vous ou asseyez-vous confortablement. Fermez les yeux. Respirez profondément pour vous détendre.

En commençant par les orteils, balayez mentalement votre corps, en prêtant attention à toute sensation, tension ou gêne.

Remontez progressivement le long de votre corps (pieds, jambes, torse, bras, cou et tête), en observant les sensations ressenties à chaque endroit.

Reconnaissez toute tension et détendez consciemment ces zones en expirant.

3. **Manger en pleine conscience**

L'alimentation consciente consiste à accorder toute son attention à l'expérience alimentaire, à savourer chaque bouchée et à reconnaître les signaux de faim et de satiété.

Comment pratiquer :

- Choisissez un repas ou une collation et laissez tomber les distractions (comme la télévision ou le téléphone).

Avant de manger, prenez le temps d'observer les couleurs, les textures et les odeurs des aliments.

Prenez de petites bouchées, mâchez lentement et savourez les saveurs.

Observez les sensations de votre corps pendant que vous mangez et arrêtez-vous lorsque vous vous sentez satisfaits plutôt que trop rassasiés.

4. **Méditation**

La méditation est une pratique structurée qui peut aider à cultiver la pleine conscience et à réduire le stress.

Comment pratiquer :

Réservez chaque jour un temps spécifique (ne serait-ce que 5 à 10 minutes) à la méditation.

Trouvez un endroit calme et confortable pour vous asseoir ou vous allonger.

Concentrez-vous sur votre respiration, sur un mantra ou sur une méditation guidée (disponible sur des applications comme Head space ou Calm).

Si votre esprit s'égare, ramenez doucement votre attention sur le point de concentration que vous avez choisi.

5. **Journal de la gratitude**

Pratiquer la gratitude peut vous faire passer des facteurs de stress aux aspects positifs de votre vie.

Comment pratiquer :

À la fin de chaque journée, écrivez trois choses pour lesquelles vous êtes reconnaissant.

Réfléchissez à la raison pour laquelle ces choses sont significatives et à la manière dont elles contribuent à votre bien-être.

Revoir régulièrement votre liste de gratitude peut vous aider à développer un état d'esprit positif.

Trouver l'équilibre dans un monde trépidant

Trouver un équilibre dans un mode de vie trépidant peut s'avérer difficile, mais donner la priorité aux soins personnels et intégrer la pleine conscience peut considérablement améliorer votre bien-être général.

1. **Planifier les temps d'arrêt**

Réservez du temps à la relaxation et aux soins personnels dans votre emploi du temps quotidien. Qu'il s'agisse de lire un livre, de marcher ou de prendre un bain chaud, le fait de donner la priorité à ces activités favorise la détente et la joie de vivre.

2. **Fixer des limites**

Apprenez à dire non aux engagements qui vous dépassent. L'établissement de limites vous aide à gérer votre temps et votre énergie, ce qui vous permet de vous concentrer sur ce qui compte vraiment.

3. Pratiquer la gestion du temps

Organisez vos tâches et vos responsabilités pour réduire le stress. Utilisez des techniques telles que la technique Pomodoro (travailler par à-coups avec des pauses) ou créez une liste quotidienne de choses à faire pour améliorer votre productivité.

4. Rester connecté

Maintenez des liens sociaux avec vos amis et votre famille. Partager ses pensées et ses sentiments avec d'autres personnes peut apporter un soutien et réduire le stress. Participez à des activités sociales qui vous apportent joie et satisfaction.

5. Incorporer le mouvement

L'activité physique est un puissant moyen de soulager le stress. Intégrez l'exercice régulier dans votre routine en marchant, en faisant du yoga, en dansant ou en pratiquant toute autre activité que vous aimez. L'exercice libère des endorphines, qui peuvent améliorer l'humeur et réduire le stress.

6. Limiter le temps d'écran

Un temps d'écran excessif, en particulier sur les médias sociaux, peut contribuer au stress et à l'anxiété. Fixez des limites à l'utilisation de vos appareils et faites des pauses pour vous adonner à d'autres activités.

Conclusion

La pleine conscience et la gestion du stress sont des composantes essentielles d'un mode de vie équilibré. L'intégration de techniques de pleine conscience dans votre routine quotidienne et l'adoption de stratégies pratiques de gestion du stress peuvent améliorer votre bien-être mental et émotionnel, renforcer votre résilience et vous permettre de relever plus efficacement les défis de la vie.

Dans le prochain chapitre, nous verrons comment adopter des habitudes saines qui vous permettront d'atteindre vos objectifs en matière de santé et de forme physique. N'oubliez pas que cultiver la pleine conscience est un voyage - soyez patient avec vous-même et acceptez le processus d'être présent à chaque instant. En pratiquant régulièrement, vous pourrez mener une vie plus paisible et plus épanouissante.

Chapitre 8

Construire des habitudes saines

Des habitudes saines sont essentielles pour atteindre et maintenir vos objectifs en matière de santé et de forme physique. Si la motivation peut favoriser les premiers changements, c'est le développement d'habitudes cohérentes qui, en fin de compte, mène au succès à long terme. Dans ce chapitre, nous explorerons la science de la formation des habitudes, les conseils pour effectuer des changements durables, les stratégies pour surmonter les obstacles et l'importance de célébrer les progrès.

La science de la formation des habitudes

Comprendre comment les habitudes se forment peut vous permettre de créer des changements positifs dans votre vie. Les habitudes sont des routines ou des comportements qui deviennent automatiques au fil du temps, souvent déclenchés par des indices ou des contextes spécifiques. Le processus de formation des habitudes peut être décomposé en trois éléments principaux :

1. **Repère**

Un repère est un élément déclencheur de l'habitude. Il peut s'agir d'un signal externe, tel qu'un moment de la journée, un lieu ou une action spécifique, ou d'un signal interne, tel qu'une émotion ou une pensée. La recherche d'indices associés à vos habitudes actuelles peut vous aider à comprendre ce qui motive votre comportement.

2. **Routine**

La routine est le comportement ou l'action qui suit le signal. Il s'agit de l'habitude, qu'il s'agisse de faire de l'exercice, de manger un repas sain ou de pratiquer la pleine conscience.

3. **Récompense**

La récompense est le résultat positif ou le bénéfice que vous retirez de l'accomplissement de la routine. Les récompenses renforcent le comportement, ce qui vous incite à répéter l'habitude. Comprendre ce qui vous motive peut vous aider à concevoir des récompenses efficaces qui encouragent la formation d'habitudes.

La boucle des habitudes

La boucle de l'habitude se compose d'un signal, d'une routine et d'une récompense, créant ainsi un cycle qui renforce l'habitude. Vous pouvez créer de nouvelles habitudes plus saines ou vous défaire d'habitudes indésirables en manipulant cette boucle. Par exemple, si vous voulez prendre l'habitude de faire de l'exercice régulièrement, vous pourriez. :

Indice : Fixez un moment précis dans votre calendrier pour faire de l'exercice.

Routine : Effectuez la séance d'entraînement choisie à ce moment-là.

Récompense : Offrez-vous un smoothie sain ou prenez un bain relaxant après la séance.

Conseils pour des changements durables

L'acquisition d'habitudes saines demande du temps et des efforts, mais vous pouvez créer

Les stratégies adéquates permettent d'obtenir des changements durables. Voici quelques conseils pratiques pour vous aider dans votre démarche :

1. Commencer petit

Commencez par de petits changements faciles à gérer plutôt que par des changements radicaux. Cela facilite l'adoption de nouvelles habitudes et réduit le risque de se sentir dépassé. Par exemple, engagez-vous à marcher 10 minutes par jour au lieu de viser une heure complète.

2. Soyez précis

Au lieu d'objectifs vagues tels que "faire plus d'exercice", fixez des objectifs spécifiques et mesurables, tels que "je ferai une promenade de 30 minutes tous les soirs après le dîner". La spécificité aide à clarifier vos intentions et facilite le suivi des progrès.

3. Créer une routine

Incorporez vos nouvelles habitudes à votre routine quotidienne, en les intégrant à votre mode de vie. La constance est essentielle ; un emploi du temps régulier contribuera à renforcer le comportement.

4. Utiliser des rappels

Fixez des rappels pour vous inciter à adopter de nouvelles habitudes. Vous pouvez utiliser des alarmes sur votre téléphone, des notes autocollantes dans des endroits visibles ou des applications qui vous aident à suivre vos progrès. Les repères visuels peuvent être de puissants facteurs de motivation.

5. Trouver l'obligation de rendre compte

Partagez vos objectifs avec vos amis ou votre famille, ou envisagez de rejoindre un groupe de soutien. Le fait d'avoir quelqu'un qui vous demande des comptes peut vous motiver et vous encourager lorsque vous en avez besoin.

6. Suivez vos progrès

La tenue d'un journal ou l'utilisation d'une application de suivi des habitudes peut vous aider à vérifier vos progrès et à rester motivé. Le fait de voir vos réalisations au fil du temps peut renforcer un comportement positif et vous encourager à continuer.

7. Soyez patient

Les habitudes prennent du temps à se former. Les études montrent que l'acquisition d'une nouvelle habitude peut prendre de 21 à 66 jours. Soyez patient avec vous-même et comprenez que les échecs font partie intégrante du processus. Mettez l'accent sur les progrès plutôt que sur la perfection.

Surmonter les obstacles et les revers

Les défis et les échecs sont inévitables sur le chemin qui mène à l'acquisition d'habitudes saines. Voici quelques stratégies pour vous aider à surmonter les obstacles :

1. **Trouver les obstacles**

Réfléchissez aux obstacles qui peuvent entraver vos progrès. Les obstacles les plus courants sont les contraintes de temps, le manque de motivation et les facteurs environnementaux. Le fait de nommer ces obstacles vous permet de développer des stratégies pour les surmonter.

2. **Développer l'esprit critique**

Lorsque je suis confronté à des défis, je fais preuve d'esprit critique pour trouver des solutions. Par exemple, si vous avez du mal à faire de l'exercice, étudiez les possibilités de réduire la durée de vos séances d'entraînement ou envisagez d'intégrer l'activité à votre routine quotidienne (par exemple, en prenant les escaliers au lieu de l'ascenseur).

3. **Rester flexible**

Soyez ouvert à l'idée d'ajuster votre approche si quelque chose ne fonctionne pas. La flexibilité est essentielle pour surmonter les difficultés liées à la création d'habitudes. Si votre plan initial n'est pas viable, envisagez de le modifier pour qu'il corresponde mieux à votre mode de vie.

4. **Pratiquer l'autocompassion**

Soyez indulgent avec vous-même en cas de revers. Au lieu de vous critiquer, pratiquez l'autocompassion et reconnaissez que tout le monde est confronté à des difficultés. Concentrez-vous sur ce que vous pouvez apprendre de cette expérience et sur la manière d'aller de l'avant.

5. Réévaluez vos objectifs

Si vos objectifs sont trop ambitieux ou irréalistes, prenez du recul et réévaluez-les. Le fait de les rendre plus réalisables peut vous aider à retrouver la motivation et la confiance en vous.

Célébrer vos progrès

Reconnaître et célébrer ses réussites, aussi petites soient-elles, est essentiel pour maintenir la motivation et renforcer les comportements positifs. Voici quelques façons de célébrer vos progrès :

1. Reconnaître les réalisations

Prenez le temps de réfléchir à vos réalisations. Que vous ayez réussi à faire de l'exercice régulièrement, à manger plus de fruits et de légumes ou à réduire votre stress grâce à la pleine conscience, le fait de reconnaître vos réussites renforce votre engagement à adopter des habitudes saines.

2. Faites-vous plaisir

Récompensez-vous lorsque vous franchissez des étapes importantes. Il peut s'agir d'une chose simple, comme manger un repas sain préféré ou profiter d'une journée de détente. Choisissez des récompenses qui correspondent à vos objectifs de santé.

3. Partagez votre succès

Partagez vos réussites avec vos amis, votre famille ou vos communautés sur les médias sociaux. Célébrer avec les autres peut les inspirer et les motiver tout en renforçant votre engagement à adopter des habitudes saines.

4. Créer un tableau de bord

Visualisez vos objectifs en créant un tableau d'affichage de vos aspirations et de vos réalisations. Affichez-le dans un endroit bien visible pour vous rappeler constamment ce que vous êtes en train de faire.

Conclusion

L'acquisition d'habitudes saines est un parcours qui demande du temps, de la patience et du dévouement. En comprenant la science de la formation des habitudes, en employant des stratégies efficaces, en surmontant les obstacles et en célébrant vos progrès, vous pouvez créer des changements durables qui améliorent la santé et le bien-être.

Dans le prochain chapitre, nous verrons comment combiner tous ces éléments pour créer votre plan de santé personnalisé. N'oubliez pas que chaque petit pas que vous faites vous rapproche de vos objectifs. Adoptez le processus, restez engagé et profitez du voyage vers une meilleure santé!

Chapitre 9

La mise en place de l'ensemble

L'élaboration d'un plan de santé personnalisé est le point culminant de votre voyage à travers les différents aspects de la santé, de la nutrition, de l'exercice, de la pleine conscience et de la formation d'habitudes abordés dans les chapitres précédents. Un plan de santé bien structuré sert de feuille de route pour vous guider vers vos objectifs, en veillant à ce que vous intégriez les connaissances et les compétences que vous avez acquises. Ce chapitre explique comment créer votre plan de santé personnalisé, fixer des objectifs et des étapes, souligner l'importance de la communauté et du soutien, et encourager l'apprentissage et l'adaptation continus.

Créer votre plan de santé personnalisé

Un plan de santé personnalisé est une stratégie sur mesure qui reflète vos objectifs, votre mode de vie, vos préférences et vos besoins uniques. Voici comment en créer un :

1. **Évaluez votre état de santé actuel**

Commencez par évaluer votre état de santé et votre forme physique actuels. Prenez en compte des facteurs tels que

Composition corporelle (poids, pourcentage de graisse corporelle, masse musculaire) Niveau de forme physique (endurance cardiovasculaire, force, souplesse) Habitudes alimentaires (apport nutritionnel, habitudes alimentaires)

Bien-être mental et émotionnel (niveau de stress, qualité du sommeil)

Vous pouvez utiliser des bilans de santé, des tests de condition physique ou des consultations avec des professionnels de la santé pour recueillir ces informations.

2. **Définissez vos objectifs**

Fixez des objectifs spécifiques, mesurables, réalisables, pertinents et limités dans le temps (SMART) sur la base de votre évaluation. Envisagez des objectifs à court et à long terme :

Objectifs à court terme : Ces objectifs peuvent être atteints en quelques semaines ou quelques mois. Par exemple, "Je vais faire de l'exercice pendant 30 minutes cinq fois par semaine au cours du prochain mois".

- Les objectifs à long terme : Il s'agit d'objectifs plus vastes dont la réalisation peut prendre plusieurs mois, voire plusieurs années. Par exemple, "Je veux perdre 20 livres au cours des six prochains mois" ou "Je veux courir un 5 km en moins de 30 minutes d'ici un an".

3. **Élaborer un plan d'action**

Créez un plan d'action détaillé décrivant les mesures spécifiques que vous prendrez pour atteindre vos objectifs. Ce plan doit comprendre les éléments suivants

Nutrition : Décrivez vos préférences alimentaires, vos stratégies de planification des repas et les lignes directrices spécifiques en matière d'alimentation (par exemple, régime anti-inflammatoire, contrôle des parties). Envisagez d'incorporer davantage d'aliments complets, de fruits, de légumes, de protéines maigres et de graisses saines dans vos repas.

Exercice : Établissez un programme d'entraînement hebdomadaire comprenant des exercices cardiovasculaires, de force, de souplesse et d'équilibre. Adaptez l'intensité, la durée et le type d'exercice à votre situation actuelle.

le niveau de forme physique et les objectifs.

La pleine conscience et la gestion du stress : Incorporez des pratiques de pleine conscience, telles que la méditation ou la respiration attentive, dans votre routine quotidienne. Réservez du temps pour vous détendre et prendre soin de vous afin de réduire votre niveau de stress.

Formation d'habitudes : Trouvez des habitudes spécifiques que vous souhaitez mettre en place, telles que boire plus d'eau, dormir suffisamment ou pratiquer la gratitude. Utilisez les stratégies présentées au chapitre 8 pour vous aider à mettre en place ces habitudes.

4. **Fixer un calendrier**

Établissez un calendrier pour vos objectifs et votre plan d'action. Décomposez vos objectifs à long terme en étapes plus petites et fixez des échéances pour chacune d'entre elles. Cela vous aidera à rester sur la bonne voie et vous donnera un sentiment d'accomplissement au fur et à mesure que vous atteindrez chaque étape.

5. **Contrôler les progrès**

Évaluez régulièrement les progrès accomplis dans la réalisation de vos objectifs. Planifiez des visites de contrôle (hebdomadaires ou mensuelles) pour évaluer ce qui fonctionne et ce qui doit être ajusté. Utilisez des journaux, des applications ou des trackers de fitness pour enregistrer vos réussites et vos défis.

Fixer des objectifs et des étapes

La fixation d'objectifs et de jalons est essentielle pour maintenir la motivation et assurer la responsabilisation. Voici comment fixer des objectifs et en assurer le suivi de manière efficace :

1. **Notez vos objectifs**

La mise par écrit de vos objectifs renforce votre engagement. Gardez vos objectifs visibles sur un tableau d'affichage, un agenda ou un document numérique. Cela vous permet de vous rappeler ce que vous êtes en train de faire.

2. **Célébrer les étapes importantes**

Reconnaissez et célébrez vos réussites tout au long de votre parcours. La célébration des étapes franchies stimule non seulement la motivation, mais renforce également les comportements positifs. Offrez-vous une récompense en rapport avec vos objectifs de santé, comme une nouvelle tenue d'entraînement, un massage ou une sortie amusante.

3. Ajuster les objectifs en fonction des besoins

La vie est dynamique et les circonstances peuvent changer. Soyez prêt à réévaluer et à ajuster vos objectifs, si nécessaire. Si vous rencontrez des difficultés ou si vous découvrez que votre objectif n'est pas pertinent, modifiez-le pour qu'il corresponde mieux à votre situation actuelle.

L'importance de la communauté et du soutien

Il est essentiel de disposer d'un système de soutien pour atteindre ses objectifs en matière de santé. Le fait d'être en contact avec des personnes ayant les mêmes aspirations que vous peut vous motiver, vous encourager et vous responsabiliser. Voici quelques moyens de créer une communauté de soutien :

1. S'inscrire à un cours de fitness ou à un groupe

Participer à des cours collectifs de fitness, à des clubs de course ou à des équipes sportives peut favoriser un sentiment de camaraderie et de motivation. Faire de l'exercice avec d'autres personnes responsabilise et rend les séances d'entraînement plus agréables.

2. Recherche de soutien auprès des amis et de la famille

Faites part de vos objectifs à vos amis et aux membres de votre famille qui peuvent vous encourager et vous soutenir. Le fait d'avoir quelqu'un qui vous accompagne dans votre parcours de santé peut faire une grande différence.

3. Utiliser les communautés en ligne

Envisagez de rejoindre des forums en ligne, des groupes de médias sociaux ou des applications de santé et de bien-être axées sur vos centres d'intérêt. Ces plateformes peuvent fournir des ressources, des conseils et un sentiment d'appartenance à une communauté.

4. Travailler avec des professionnels

Si vous avez besoin de conseils supplémentaires, envisagez de travailler avec des professionnels de la santé tels que des diététiciens, des entraîneurs personnels ou des coachs en santé. Ils peuvent vous donner des conseils personnalisés et un soutien adapté à vos besoins.

Apprentissage et adaptation continus

La santé et le bien-être sont un voyage de toute une vie qui nécessite un apprentissage et une adaptation continus. Restez curieux et ouvert d'esprit enexplorant de nouvelles informations et stratégies :

1. Rester informé

Tenez-vous au courant des dernières recherches, tendances et meilleures pratiques en matière de santé et de bien-être. Lisez des livres, participez à des ateliers et suivez des blogs ou des podcasts réputés.

2. Expérimenter et s'adapter

Soyez prêt à essayer des approches novatrices et à expérimenter différentes pratiques alimentaires, routines d'entraînement et techniques de pleine conscience. Ce qui fonctionne pour une personne peut ne pas fonctionner pour une autre, alors trouvez ce qui vous convient.

3. Réfléchissez à votre parcours

Réfléchissez régulièrement à votre parcours de santé, en évaluant vos succès et vos difficultés. Envisagez de faire du journalisme ou de la méditation pour faire le point sur vos pensées et vos sentiments concernant vos progrès.

Conclusion

L'élaboration d'un plan de santé personnalisé est une étape importante vers la réalisation de vos objectifs en matière de santé et de forme physique. Vous pouvez cultiver des changements durables dans votre vie en évaluant votre état de santé actuel, en définissant vos objectifs, en élaborant un plan d'action et en vous préparant à l'avenir.

en s'appuyant sur le soutien de la communauté.

Rappelez-vous que la santé n'est pas une destination, mais un parcours de croissance et d'apprentissage tout au long de la vie. Pendant la mise en œuvre de votre plan, restez patient et bienveillant envers vous-même. Félicitez-vous de vos progrès, adaptez-vous si nécessaire et profitez du processus pour devenir la meilleure version de vous-même.

Dans cet ouvrage, nous avons abordé un large éventail de sujets pour vous aider dans votre démarche de santé. À mesure que vous progressez, gardez à l'esprit les principes de la nutrition, de l'exercice, de la pleine conscience et de l'acquisition d'habitudes. Vous avez les outils nécessaires pour prospérer ; il est maintenant temps d'agir et de profiter de la vie saine et dynamique que vous méritez !

Bonne chance pour l'avenir, j'espère que vous avez apprécié ce livre autant que je l'ai écrit. Si c'est le cas, allez sur Amazon et donnez-moi une note. Je vous remercie. Tom

Ressources

Cette section propose une liste de livres, de sites web, de podcasts et d'autres ressources pour vous aider à poursuivre votre voyage vers une meilleure santé et un plus grand bien-être. Ces ressources couvrent divers sujets, notamment la nutrition, l'exercice physique, la pleine conscience et la formation d'habitudes.

Livres

1. Nutrition et alimentation saine

"Comment ne pas mourir" par Michael Greger, M.D.

Un guide complet sur la façon dont l'alimentation peut prévenir et inverser les maladies, avec des conseils pratiques et des recommandations étayées par la science.

"La solution des zones bleues" par Dan Buettner

Ce livre explore les habitudes alimentaires et les choix de mode de vie des personnes qui ont vécu le plus longtemps dans le monde, offrant ainsi un aperçu de la nutrition et de la longévité.

2. Exercice et remise en forme

"The New Rules of Lifting" par Lou Schuler et Alwyn Cos- grove

Un guide pratique de la musculation avec des plans d'entraînement complets et des conseils nutritionnels.

"Yoga Anatomy" par Leslie Kaminoff et Amy Matthews

Un examen détaillé de l'anatomie des poses de yoga convient aussi bien aux débutants qu'aux pratiquants expérimentés.

3. Pleine conscience et gestion du stress

"Le miracle de la pleine conscience" par Thich Nhat Hanh

Un guide des pratiques de la pleine conscience, soulignant l'importance d'être présent dans la vie de tous les jours.

"Le pouvoir du présent" par Eckhart Tolle

Une exploration de la vie dans le moment présent et de la libération du fardeau des angoisses passées et futures.

4. Formation des habitudes

"Les habitudes atomiques" par James Clear

Un guide pratique pour prendre de bonnes habitudes et se débarrasser des mauvaises, qui met l'accent sur le pouvoir des petits changements au fil du temps.

"Le pouvoir des habitudes" par Charles Duhigg

Une exploration de la science derrière la formation des habitudes et comment créer des changements durables dans votre vie.

Sites web

1. Nutrition et santé

ChooseMyPlate.gov (https://www.choosemyplate.gov)

Une ressource de l'USDA guide les choix alimentaires et la planification des repas.

Nutrition.gov (https://www.nutrition.gov)

Une source complète d'informations sur la nutrition, les directives diététiques et l'alimentation saine.

2. Forme et exercice

American Council on Exercise (ACE) (https://www.acefitness.org

Une source d'information fiable sur le fitness et l'exercice physique, y compris les plans d'entraînement et les programmes de certification.

Fitness Blender (https://www.fitnessblender.com)

Un site web proposant des vidéos d'entraînement gratuites et des ressources pour tous les niveaux de forme physique.

3. Pleine conscience et santé mentale

Mindful.org (https://www.mindful.org)

Une ressource d'articles, de pratiques et de cours sur la pleine conscience et la méditation.

Headspace (https://www.headspace.com)

Une application populaire pour la méditation guidée et les pratiques de pleine conscience.

Podcasts

1. Nutrition et santé

Le "Model Health Show" avec Shawn Stevenson

Un podcast sur la nutrition, le fitness et la santé avec des invités experts et des conseils pratiques.

"FoundMyFitness" avec le Dr. Rhonda Patrick

Se concentre sur la santé, la nutrition et la science du vieillissement, avec des interviews d'éminents chercheurs.

2. Pleine conscience et développement personnel

"The Mindfulness Meditation Podcast" par le Rubin Museum Propose des méditations guidées et des discussions sur la pleine conscience.

pratiques.

"Le podcast de Tony Robbins

Couvre un large éventail de sujets, y compris le développement personnel, la santé et le bien-être, avec des interviews d'experts et des conseils pratiques.

Cours et applications en ligne

1. Cours en ligne

Coursera (https://www.coursera.org)

Offre divers cours de nutrition, de science de l'exercice, de pleine conscience et de bien-être provenant d'universités et d'institutions de premier plan.

Udemy (https://www.udemy.com)

Il propose des cours sur le fitness, la nutrition et les pratiques de pleine conscience, vous permettant d'apprendre à votre propre rythme.

2. Apps santé et fitness

MyFitnessPal

Une application de journal alimentaire qui vous aide à suivre votre alimentation et à faire de l'exercice, ce qui vous permet d'atteindre plus facilement vos objectifs en matière de santé.

Calme

Une application axée sur la pleine conscience et la méditation, proposant des séances guidées et des histoires de sommeil pour favoriser la relaxation.

Conclusion

Ces ressources constituent des outils précieux pour vous aider dans votre parcours de santé. L'exploration de la littérature, la consultation de contenus en ligne et l'établissement de liens avec des communautés peuvent vous permettre d'approfondir votre compréhension de la santé et du bien-être tout en trouvant l'inspiration et la motivation nécessaires pour continuer à apporter des changements positifs dans votre vie. N'oubliez pas que le voyage vers une meilleure santé est permanent ; il y a toujours plus à apprendre et à découvrir !

www.ingramcontent.com/pod-product-compliance
Lightning Source LLC
Chambersburg PA
CBHW061307250726
48653CB00002B/816